BEI GRIN MACHT SICH IHR
WISSEN BEZAHLT

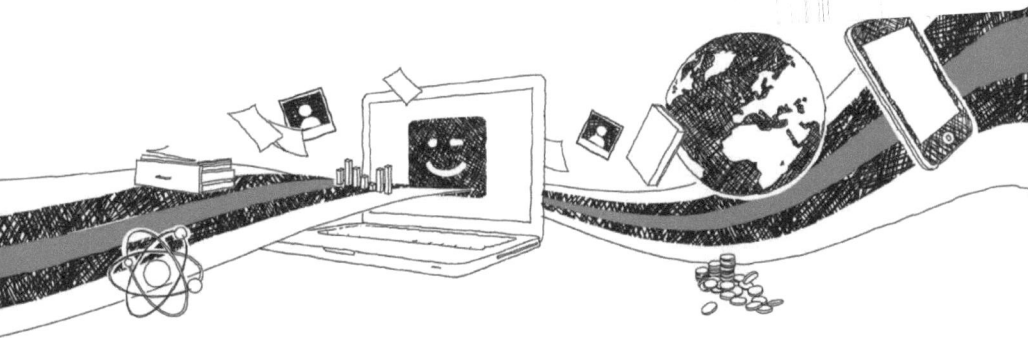

- Wir veröffentlichen Ihre Hausarbeit,
  Bachelor- und Masterarbeit

- Ihr eigenes eBook und Buch -
  weltweit in allen wichtigen Shops

- Verdienen Sie an jedem Verkauf

Jetzt bei www.GRIN.com hochladen
und kostenlos publizieren

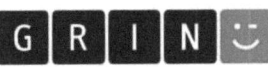

Hypnose in der präklinischen Notfallmedizin. Erörterung an einem Fallbeispiel

Maximilian Faust

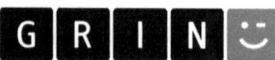

Bibliografische Information der Deutschen Nationalbibliothek:

Die Deutsche Nationalbibliothek verzeichnet diese Publikation in der Deutschen Nationalbibliografie; detaillierte bibliografische Daten sind im Internet über http://dnb.d-nb.de abrufbar.

ISBN: 9783346491589
Dieses Buch ist auch als E-Book erhältlich.

© GRIN Publishing GmbH
Nymphenburger Straße 86
80636 München

Alle Rechte vorbehalten

Druck und Bindung: Books on Demand GmbH, Norderstedt Germany
Gedruckt auf säurefreiem Papier aus verantwortungsvollen Quellen

Das vorliegende Werk wurde sorgfältig erarbeitet. Dennoch übernehmen Autoren und Verlag für die Richtigkeit von Angaben, Hinweisen, Links und Ratschlägen sowie eventuelle Druckfehler keine Haftung.

Das Buch bei GRIN: https://www.grin.com/document/1118639

Fallstudie

Hypnose in der präklinischen Notfallmedizin

Eingereicht zur Anerkennung als Rettungssanitäter

Vorgelegt bei
medi, Zentrum für medizinische Bildung

Rettungssanität

Sevelen, Februar 2019

von

Maximilian Faust

Abstract

Die Hypnose ist als Methode mit vielfältigen Indikationen in der klinischen Medizin und Psychotherapie heute wissenschaftlich anerkannt. In der Notfallmedizin allerdings ist sie weitestgehend unbekannt. Das ist bedauerlich, denn die Kenntnis hypnotheoretischer Grundlagen und Wirkprinzipien aufseiten der Rettungskräfte könnte ihnen die Arbeit erleichtern und den Patienten sowie dem Gesundheitswesen zugutekommen: Sie kann beispielsweise die präklinische Überlebensrate steigern sowie die Hospitalisierungsdauer verkürzen. Sie kann, kurz gesagt, Leben retten.

Basierend auf einer konkreten Erfahrung im Einsatz, erforscht diese Fallstudie die wesentlichen Begriffe, Grundannahmen und Wirkprinzipien der medizinisch-therapeutischen Hypnose und untersucht das so gewonnene theoretische Wissen im Hinblick auf seine Übertragbarkeit, Nützlichkeit und Relevanz für die Notfallmedizin. Im Endeffekt werden dabei nicht nur die präklinischen Anwendungsmöglichkeiten der Hypnose deutlich, sondern darüber hinaus auch die Vielschichtigkeit und Mehrdimensionalität des medizinischen Alltags und des rettungsdienstlichen Einsatzes.

Inhaltsverzeichnis

1. Einleitung

Bei meinen Recherchen zu dieser Arbeit stiess ich auf folgenden Dialog zum Thema ‚Hypnose in der Kommunikation mit Patienten':

Der Psychologe sagt zum Mediziner: „Ihr müsst den Patienten erreichen, einen Zugang zu ihm bekommen, ihn beruhigen." Darauf erwidert der Mediziner: „Schon passiert! Wir haben einen Zugang, einen intravenösen nämlich, und beruhigt ist er auch, Narkose!" (Hansen, 2010, S. 51).

Intravenöser Zugang, medikamentöse Therapie: Diese Art des Zugangs zum Patienten ist übliches Vorgehen in der Medizin und im Rettungsdienst. Gleichzeitig kommen in den letzten Jahren alternative Ansätze auf: Es scheint vielversprechend zu sein, den Zugang zum Patienten auch über andere Wege zu suchen. Ein aussichtsreicher Zugang ist offenbar die therapeutische Kommunikation und konkret der „Therapieansatz Sprache" (Held & Kemmler-Kell, 2016, S. 37): Der Weg über die Hypnose.

Ich machte mit ihr das erste Mal Bekanntschaft bei einem Einsatz im Jahr 2016: Der nach dem Rettungswagen eintreffende Notarzt setzte Hypnose sehr einfach und effektiv ein. Dieser für mich neue Ansatz beeindruckte mich sehr. Aufgrund dieser Erfahrung und dann im Weiteren motiviert durch kurze Berichte in Magazinen wie ‚Rettungsdienst' (Held & Kemmler-Kell, 2016) und ‚Rettungs-Magazin' (Held, 2018) entschied ich mich, ‚Hypnose in der präklinischen Notfallmedizin' zum Thema meiner Fallstudie zu machen. Es ist, stellte ich im Zuge der Arbeit fest, ein Thema, mit dem zu beschäftigen sich aus rettungsdienstlicher Sicht mehrfach lohnt: Es ist ein wirksames, sicheres sowie niederschwellig anwendbares Instrument. Schon einfachste und unauffälligste Formen von Hypnose können sehr effektiv sein. Gleichzeitig ist dieses Instrument in der Notfallmedizin noch relativ unbekannt und wird in seiner Relevanz, beispielsweise für die psychische Stabilisierung, Beruhigung und Schmerzlinderung (Analgesie), noch weithin unterschätzt. Nicht zuletzt geht der Begriff der Hypnose oftmals mit Missverständnissen und Vorurteilen einher.

„Alle Mediziner müssen lernen, mit allen Patienten anders umzugehen und sollten hypnotische Kommunikation kennen und anwenden", fordert der Anästhesist Ernil Hansen (Hansen, 2010, S. 64). Bis eine solche Forderung realisiert ist, ist es sicherlich noch ein weiter Weg. Meine Fallstudie versteht sich als ein kleiner Beitrag dazu, indem sie aus Sicht des Rettungsdienstes die für den täglichen Einsatz relevanten einschlägige Kenntnisse zu hypnotischer Kommunikation versammelt: Hintergrundwissen, Begriffsklärungen und Anwendungsmöglichkeiten.

2. Fallbeispiel

Herbst 2016. Gegen 16 Uhr erhalten wir auf dem Rettungsstützpunkt einen Alarm mit der Meldung: ‚Akute Atemnot'.

Aufgeboten sind wir als Rettungswagen (RTW) sowie zusätzlich ein Notarzteinsatzfahrzeug (NEF) vom weiter entfernten Spital. Der Einsatzort ist in einer ländlichen Gegend.

Wir treffen nach wenigen Minuten als erstes Fahrzeug ein. In einem Einfamilienhaus sitzt der männliche, 68 Jahre alte Patient in der Küche. Er berichtet uns von seit heute morgen sich stetig verschlechternder Atmung und von bekannter chronisch obstruktiver Lungenerkrankung (COPD).

Die initiale Untersuchung nach dem ABCDE-Schema (Überprüfung nach Prioritätenliste auf: Airway, Breathing, Circulation, Disability, Environment/Exposure) ergibt: Atemwege frei. Atemfrequenz erhöht, auskultatorisch beidseitig starkes exspiratorisches Giemen, Lippenzyanose, Sprechdyspnoe, Orthopnoe. Haut warm und trocken, Puls tachykard. Neurologisch keine Auffälligkeiten, Patient wirkt erschöpft und ängstlich. Keine Beinödeme oder Verletzungen.

Als Sofortmassnahme bekommt der Patient hochdosiert Sauerstoff über Maske und wird zur Atmung mit Lippenbremse angeleitet. Anschliessend wird ein intravenöser Zugang gelegt sowie die Vitalparameter erhoben.

Vitalwerte: Atemfrequenz 30/min, periphere Sauerstoffsättigung (SpO2) 69%. Herzfrequenz 120/min, Blutdruck 150/90mmHg, Blutzucker 160mg/dl, Temperatur 38,9°C, 12-Kanal-EKG ohne Auffälligkeiten.

Die Anamnese nach dem SAMPLER-Schema (Systematische Befragung nach: Symptome, Allergien, Medikamente, Patientengeschichte, Letzte Einnahmen, Ereignisse, Risikofaktoren) ergibt: Seit dem Aufstehen sich stetig verschlechternde Dyspnoe, keine Schmerzen, jetzt massive Atemnot. Allergien sind keine bekannt. Vorerkrankungen: COPD, Hypertonus. Dauermedikation: ASS100, Amlodipin, bei Bedarf Salbutamol- und Kortisonspray. Beide Sprays heute mehrfach genommen ohne Erfolg. Letzte Mahlzeit heute Morgen. Fühlt sich schon seit mehreren Tagen abgeschlagen. Risikofaktoren: Leichte Adipositas, früher Raucher.

Nachdem wir die Arbeitsdiagnose ‚Infektexacerbierte COPD' gestellt haben, beginnen wir mit der medikamentösen Therapie nach unseren Algorithmen: Salbutamol 2,5 Milligramm, zusammen mit 500 Mikrogramm Atrovent inhalativ sowie 100 Milligramm Kortison intravenös. Dadurch stabilisiert sich der Zustand, wird aber noch nicht viel besser.

Nach Eintreffen des Notarztes bekommt der Patient zusätzlich 0,09 Milligramm Reproterol als Kurzinfusion intravenös.

Als weitere Massnahmen bleiben jetzt nur noch eine nicht-invasive Beatmung (NIV) oder die Narkose mit endotrachealer Intubation. Die NIV-Beatmung würde sich wahrscheinlich schwierig gestalten, da der Patient sehr aufgeregt und ängstlich ist und eine Narkose ist bekanntermassen mit diversen Risiken verbunden.

Der Notarzt fragt dann das Team, ob wir einverstanden sind, wenn er vor weiteren Massnahmen eine Hypnosetechnik versucht. Und er fragt den Patienten, ob er eine ‚spezielle Atemtechnik' mit ihm versuchen könne. Sowohl das Team als auch der Patient sind einverstanden. Der Notarzt fordert nun den Patienten auf, einen in sein Blickfeld gehaltenen Kugelschreiber mit den Augen zu fixieren, und leitet ihn gleichzeitig zum konzentrierten, tiefen Ein- und Ausatmen an. Nach einigen Minuten soll der Patient sich mit allen Sinnen einen Spaziergang am Strand vorstellen. Zudem gibt der Notarzt dem Patienten fortlaufend positive Suggestionen wie ‚Sie fühlen, wie die frische, kühle Luft ganz tief in ihre Lungen strömt'.

Bereits nach kurzer Zeit verbessert sich der Zustand des Patienten, er wirkt deutlich ruhiger und weniger erschöpft, die Vitalwerte normalisieren sich: SpO2 steigt, Herzfrequenz und Blutdruck sinken. Der Notarzt lässt den Patienten nun ohne weitere Anleitung ‚Spazierengehen' und kann sich in Ruhe dem Schreiben des Protokolls widmen.

Kurz vor dem Erreichen des Spitals wird der Patient aus der Hypnose ausgeleitet und ihm werden einige wenige posthypnotische Suggestionen gegeben wie ‚Im Krankenaus werden Sie sich weiterhin so ruhig und entspannt fühlen wie jetzt und jeglicher Stress wird an Ihnen abprallen'.

Im Ergebnis kann also auf invasivere Massnahmen wie Beatmung oder Intubation verzichtet werden. Ermöglicht wurde das offenbar durch den Einsatz eines so einfachen Mittels wie der Fixierung des Blicks auf den Kugelschreiber in Verbindung mit der atemtechnischen Anleitung sowie positiven Worten. Dieses für mich völlig neue Vorgehen beeindruckte mich sehr.

3. Fragestellung, Methodik, Motivation und Abgrenzung

3.1. Fragestellung und Methodik

Die Fragestellung dieser Arbeit ist zweigleisig: Sie bezieht sich a) auf theoretische Kenntnisse zum Themenkomplex ‚Hypnose', und sie blickt b) auf den konkreten Notarzteinsatz. Die Fragestellungen lauten entsprechend:

a) Welches Hintergrundwissen brauche ich für die Arbeit mit Hypnose in der Präklinik?

b) Welche Einsatzmöglichkeiten für Hypnose gibt es in der Notfallmedizin?

Die Methodik dieser Arbeit ist die theoretische Analyse, gestützt auf Literaturrecherche, gefolgt von der Diskussion und Konkretisierung der Ergebnisse und Erkenntnisse am Fallbeispiel.

Einleitend wird es um grundlegende Definitionen gehen: Was heisst ‚Hypnose'? Es werden Begriffe wie ‚Induktion', ‚Trance', ‚Rapport' und ‚Utilisation' erklärt. Und es wird eine überblicksartige Bestandsaufnahme zum aktuellen Stellenwert der Hypnose in der Medizin und zu den dort heute als gesichert geltenden Indikationen und Kontraindikationen vorgenommen.

Dann wird sich der Fokus auf Hypnose in der präklinischen Notfallmedizin verengen. Dieses Gebiet ist in der Literatur noch vergleichsweise wenig erschlossen. Zunächst werde ich es grob einordnen, sowohl historisch als auch mit Blick auf aktuelle Gegebenheiten. Es wird ein kurzer Blick zurückgeworfen, in das vorige Jahrhundert, auf ein berühmt gewordenes Experiment, das bis heute als Beleg für die Effizienz und Einfachheit hypnotischer Kommunikation im Rettungsdienst angeführt wird: das sogenannte ‚Kansas-Experiment'. Und es erfolgt eine kurze Bestandsaufnahme der Gegenwart: Wie verbreitet ist der Einsatz von Hypnose in der Notfallmedizin heute?

Der Einsatz von Hypnose in der Präklinik unterscheidet sich in einigen Punkten vom therapeutischen Einsatz in der Medizin generell. Diese Unterschiede und Besonderheiten stelle ich dar. Mit der Erläuterung von Einsatzmöglichkeiten der Hypnose werde ich dann den Schritt von der Theorie zur beruflichen Praxis machen.

Abschliessend wird es darum gehen, meine Ergebnisse zusammenfassend am Fallbeispiel zu verdeutlichen. Methodisch zielt diese Schlussüberlegung auf die Verknüpfung der gewonnenen Kenntnisse mit meinen konkreten Erfahrungen und so auf den Transfer in den Berufsalltag.

3.2. Motivation und Abgrenzung

Es geht mir um die Begriffe, Konzepte und grundsätzlichen Anwendungsmöglichkeiten, nicht um einzelne Hypnosetechniken. Die konkreten Techniken werden in den entsprechenden Kursen und Fortbildungen erworben; ich möchte wichtiges Hintergrundwissen untersuchen und so darstellen, dass sich für den Einsatzdienst ein Nutzen ergibt. Meiner Wahrnehmung nach wird der Themenkomplex ‚Hypnose‘ sowie ‚hypnotische Kommunikation‘ in seiner Relevanz für mein Berufsfeld unterschätzt. Er ist noch relativ unbekannt und wenig verbreitet. Mein Anliegen und meine Motivation sind entsprechend: zum Thema informieren, seine Relevanz aufzuzeigen und eventuell weitergehendes Interesse zu wecken, das dann möglicherweise zu praktischen Schritten führt, wie beispielsweise dem Besuch eines Fortbildungskurses.

4. Theoretische Analyse

4.1. Ausgangslage: Hypnose in der Medizin

Die Hypnose hat in der Medizin in den letzten Jahrzehnten eine ‚Erfolgskarriere' gemacht. „1978 hätte niemand es für möglich gehalten, dass Hypnose in der Psychotherapie Deutschlands, Österreichs und der Schweiz wieder einen seriösen Platz einnehmen könnte. In diesen 40 Jahren ist aber ein respektabler therapeutischer und wissenschaftlicher Fundus entstanden" (Peter & Revenstorf, 2018, S. 9).

Kossak (2013, S. 25) fasst es so zusammen: „Während vor mehr als zwei Jahrzehnten noch sehr heisse Debatten über die ‚Richtigkeit, Gültigkeit, Modernheit etc.' der Hypnosemethoden geführt wurden, haben sich die Methoden inzwischen etabliert." Die Hypnose erfährt in den letzten Jahren zunehmend wissenschaftliche und therapeutische Anerkennung. Heute gilt sie klinisch als „effiziente Methode zur Beeinflussung körperlicher und psychischer Prozesse" (Revenstorf, 2006, S. 38).

Ein institutioneller Meilenstein auf diesem Weg war 1978 in Deutschland die Gründung der ‚Milton-Erickson-Gesellschaft für klinische Hypnose'; ähnliche Verbandsgründungen folgten in den 1980er-Jahren in Österreich und der Schweiz. Ein weiterer formaler Meilenstein war die Anerkennung durch den Wissenschaftlichen Beirat Psychotherapie im Jahr 2006. Sie stützte sich auf die ‚Expertise zur Beurteilung der wissenschaftlichen Evidenz des Psychotherapieverfahrens Hypnotherapie entsprechend den Kriterien des Wissenschaftlichen Beirats Psychotherapie' (Revenstorf, 2006), eine Metastudie über circa 440 Studien über Hypnose. Der Popularisierung und dem Erstarken der professionellen Hypnose in Medizin und Psychotherapie trägt weiter eine wachsende Anzahl an Veröffentlichungen Rechnung. Als Standardwerke gelten dabei beispielsweise: Grindler und Bandler (1984), Svoboda (1984), Bongartz und Bongartz (1998), Erickson und Rossi (2001), Revenstorf und Peter (2001), Revenstorf (2006), Kossak (2013) sowie Peter und Revenstorf (2018). Als wichtig gilt auch eine Übersicht über Metaanalysen von Häuser, Hagl, Schmierer und Hansen (2016) im deutschen Ärzteblatt über ‚Wirksamkeit, Sicherheit und Anwendungsmöglichkeiten medizinischer Hypnose'.

4.1.1. Grundlegende Begriffe: Hypnose, Trance, Induktion, Rapport, Utilisation

Mit dem Begriff Hypnose gehen viele Missverständnisse und Vorurteile einher. Manch einer versteht darunter ganz allgemein das, was man als Show- oder Bühnenhypnose kennt aus Film, Fernsehen oder von Zaubershows: Situationen, in denen Menschen dazu gebracht werden, etwas gegen ihren Willen zu tun oder sich lächerlich zu machen. Klinische Hypnose, die heute in Medizin und Psychotherapie zunehmend verbreitet ist, hat damit nichts zu tun und distanziert sich auch vehement davon.

Hypnose

Grundsätzlich ist Hypnose ein unscharfer Begriff, denn darunter sind zwei verschiedene Aspekte zu verstehen (Häuser et al., 2016): der Bewusstseinszustand, in dem ein hypnotisierter Mensch ist, sowie das Verfahren, mittels dessen er dort hingekommen ist. Genauere Begriffe für das jeweils Gemeinte sind: Trance und Induktion. Der generelle Ablauf einer klinischen Hypnose ist, schematisch betrachtet, wie folgt (Häuser et al., 2016): Am Anfang steht meist ein Gespräch zur Überprüfung von Indikation und Zielstellung der Hypnose. Dann beginnt die Induktion, also die Einleitung der Trance. Die Induktion wird vertieft. Es werden Suggestionen gegeben. Schliesslich wird wieder aus der Trance herausgeführt, oftmals in Verbindung mit dem Geben posthypnotischer Suggestionen. Eine klinische Hypnose dauert in der Regel etwa zwischen 20 und 50 Minuten.

Trance

Den Zustand, in dem ein hypnotisierter Mensch ist, bezeichnet man als ‚hypnotische Trance' oder schlicht ‚Trance'. Es ist ein veränderter psychischer Zustand: Er unterscheidet sich vom Wachbewusstsein, vom Schlaf, vom Traum und von Entspannung. Als bezeichnend gelten Phänomene der Fokussierung und Dissoziation: Veränderungen beispielsweise in der Wahrnehmung von Aussenreizen, des Zeiterlebens, des eigenen Körpers und der Realität. Die Effizienz der hypnotischen Trance ist im Zusammenhang damit zu sehen, was Revenstorf (2006, S. 33) beispielsweise als erhöhte „psycho-physiologische Flexibilität" bezeichnet. Trance ist kein Zustand, der ausschliesslich bei Hypnose vorkommt. Es gibt im Alltag viele verschiedene Situationen, in denen Menschen in einer Art von ‚Alltagstrance' sind. Man kennt sie beispielsweise von Momenten, in denen man völlig fixiert ist auf konzentriertes Arbeiten, das Lesen eines Buches, das Schauen eines packenden Filmes oder Ähnlichem. Auch bei monotonen, rhythmischen Abläufen wie etwa dem Joggen oder bei stark automatisierten Routinetätigkeiten wie dem Autofahren auf einer graden Autobahn kann sich eine Alltagstrance einstellen. Es ist ein Bewusstseinszustand, der als „natürliche Trance" (Hansen, 2010, 53) verstanden wird und den man als ‚Geistesabwesenheit bei gleichzeitiger Wachheit' beschreiben kann. Er kommt in unterschiedlichsten Ausprägungen und normalerweise mehr oder weniger unbemerkt im Alltag vor. Hypnotische Trance wird demgegenüber bewusst und absichtlich eingeleitet, mit den Mitteln der Fokussierung und Aufmerksamkeitsfixierung. Diese Einleitung bezeichnet man als Induktion.

Induktion

Das Verfahren, mittels dessen die Trance erreicht wird, bezeichnet man als Induktion, als Auslösung oder Einleitung der Trance. Hier kommen unterschiedlichste Techniken zum Einsatz, wobei es in erster Linie um die Fixierung der Aufmerksamkeit geht. Bekannt ist dabei vor allem die Methode, den Patienten auf einen bestimmten Punkt – eine Kerze, einen Finger, einen Kugelschreiber oder ein Pendel – schauen zu lassen. Heute weiss man, dass es auch effektiv ist, die Aufmerksamkeit des Patienten nach innen zu richten statt nach aussen. Der Fixierungspunkt der Aufmerksamkeit des Patienten kann dann auch „dessen eigener Körper und sein inneres Erleben" sein (Erickson & Rossi, 2001, S. 17).

Rapport

Ein weiterer wichtiger Begriff ist der Rapport. Er besagt: Hypnose im medizinischen Sinne funktioniert nur, wenn der Hypnotisierte damit einverstanden ist. Eine notwendige Bedingung für die Einleitung und Aufrechterhaltung der hypnotischen Trance ist der funktionierende Rapport. Das Vertrauen und die Übereinstimmung zwischen Hypnotiseur und Patient. Dieses gute Einverständnis resultiert in eine gewisse Bereitschaft aufseiten des Patienten, den ,Suggestionen' des Behandlers zu folgen.

Suggestion

Suggestionen sind der sprachliche Teil des Hypnosegeschehens: Dem Patienten werden ,Vorschläge' in Form positiver Suggestionen gemacht: Wünschenswerte Gefühle und Vorstellungen werden vermittelt, die seine Selbstheilungskräfte, Ressourcen und Potenziale anregen. Entscheidend ist: In Trance und bei gutem Rapport ist man im Zustand erhöhter Suggestibilität. Entsprechend leicht beziehungsweise bereitwillig folgt man dann beispielsweise dem Arzt, wenn er sagt: „Sie fühlen sich entspannt ... und noch tiefer entspannt. ... Sie atmen tief ein ... und aus ... und ein ... und aus ... Ihr Atem geht ruhig und ... füllt Sie ganz aus ..." Man unterscheidet direkte und indirekte Suggestionen (Bongartz & Bongartz, 1998). Eine direkte Suggestion ist beispielsweise: „Sie fühlen sich entspannt." Eine indirekte Suggestion legt die Entspannung sozusagen ,auf Umwegen' nahe: „Und während Sie sich mehr und mehr entspannen, spüren Sie Ihren Atem." Oder: „Vielleicht spüren Sie, wie sich Ihre Entspannung mehr und mehr vertieft." Eine klinische Hypnose enthält, vor allem in ihrer Endphase, oftmals auch sogenannte posthypnotische Suggestionen: Vorschläge dazu, wie der Patient die in der Hypnose gemachten positiven Erfahrungen ,mitnimmt' in den Alltag.

Utilisation

Utilisation bedeutet Nutzung bzw. Nutzbarmachung. Es ist ein fundamentales Prinzip moderner Hypnose und besagt: Es ist gut und wichtig, alle Erfahrungen, die ein Patient in einer bestimmten Situation und Verfassung macht, und die Fähigkeiten und Eigenschaften, die er zeigt, wertschätzend als dessen Ressourcen zu begreifen und zu deuten und in diesem Sinne suggestiv zu seinem Besten zu nutzen.

4.1.2. Zusammenfassung

Hypnose ist ein therapeutisches Verfahren in Medizin und Psychotherapie. Es basiert grundsätzlich auf der vertrauensvollen Kommunikation zwischen Hypnotiseur und Patient. Wichtig dabei ist die Fixierung der Aufmerksamkeit des Patienten. Und wichtig ist weiter, dem Patienten dessen aktuelle Erfahrungen durch gezielte Suggestionen so zu ,spiegeln' und zu nutzen, dass der Patient sie als Ressourcen für die eigene Stabilisierung und die Verbesserung des eigenen Zustands nutzen kann, beispielsweise für die Linderung von Anspannung, Angst oder Schmerz.

Es gibt bei Erickson und Rossi (2001, S. 18) eine Textpassage, die die zentralen Begriffe Induktion, Rapport, Suggestion und Utilisation treffend zusammenfasst:

Das wirksamste Mittel, um in der klinischen Praxis die Aufmerksamkeit zu fokussieren und festzuhalten, besteht darin, das augenblickliche Erleben des Patienten zur Kenntnis zu nehmen und darauf einzugehen. Wenn der Therapeut die Hier- und Jetzt-Erfahrung des Patienten richtig identifiziert, ist der Patient gewöhnlich sofort dankbar und offen für alles übrige, was der Therapeut zu sagen haben mag. Die Kenntnisnahme der augenblicklichen Realität des Patienten schafft somit eine *Ja-Einstellung (Yes-Set)* für alle Suggestionen, die der Therapeut zu benützen wünscht. Dies ist die Basis des Prinzips der Utilisation für die Trance-Induktion: der Therapeut gewinnt die Aufmerksamkeit des Patienten, indem er auf sein momentanes Verhalten und Erleben eingeht.

4.1.3. Anwendungsgebiete und Kontraindikationen

4.1.3.1. Anwendungsgebiete

Die Anwendungsmöglichkeiten der Hypnose in Medizin und Psychotherapie sind vielfältig: Grundsätzlich zählen fast alle vom ICD-10 – International Catalogue of Deseases – genannten Bereiche psychischer Erkrankungen dazu (Dilling, Mombour, Schmidt, Schulte-Markwort & Remschmidt, 2015). Ausnahme sind „Anpassungsstörungen bei Intelligenzminderung" (Revenstorf, 2006, S. 32). Im Einzelnen werden beispielsweise als Anwendungsgebiete genannt: Depression, Phobien, Panikattacken, Zwangserkrankungen, akute Belastungsstörung, posttraumatische Belastungsstörung, Anpassungsstörung, psychosomatische Schmerzen, Reizdarm, Fibromyalgie, Morbus Crohn, Tinnitus, Essstörungen, Schlafstörungen, sexuelle Störungen, Schmerzen wie beispielsweise Operationsschmerzen, Geburtsschmerzen, Krebsschmerzen und Migräne sowie Substanzmissbrauch und Abhängigkeit (Revenstorf & Peter, 2001; Revenstorf, 2006; Kossak, 2013; Benaguid & Schramm, 2016; Peter & Revenstorf, 2018).

Das sind nur einige von den bekannten Anwendungsmöglichkeiten der Hypnose im medizinisch-psychotherapeutischen Bereich. Grundsätzlich gilt: Der Hypnose wird eine einzigartige ‚Brückenfunktion' zwischen körperlichen und psychischen Prozessen zugeschrieben, weshalb sie eben nicht nur psychotherapeutisch eingesetzt wird, sondern der Indikationsbereich auch die körperlichen Erkrankungen umfasst.

Eine weitere Besonderheit der Hypnose ist ihre Brückenfunktion zwischen Medizin und Psychotherapie, wobei ein Zusammenhang zwischen psychischen und somatischen Prozessen hergestellt wird. Aufgrund der erhöhten psycho-physiologischen Flexibilität während der Trance lassen sich mit Hypnotherapie somatische Heilungsprozesse z.B. über das Immunsystem unterstützen. (Revenstorf, 2006, S. 33)

Tatsächlich liegt hier offenbar ein besonderes Potenzial der Hypnose: Sie kann Körper und Psyche verbinden. Sie ist in gewisser Weise ein Zugang zum Körper über die Psyche.

4.1.3.2. Kontraindikationen

Verglichen mit der Breite der Indikationen gibt es nach heutigem Kenntnisstand vergleichsweise wenig Kontraindikationen. Ein wesentlicher Grund auf Patientenseite dafür, Hypnose nicht anzuwenden, liegt dabei in der Unfähigkeit, den Rapport aufrechtzuerhalten. Das ist beispielsweise dann eine Gefahr, wenn der Realitätsbezug des Patienten schwer gestört ist: bei Psychose, schwerem Borderlinesyndrom, bestimmten Persönlichkeitsstörungen und bei schweren Sucht- und Abhängigkeitsproblemen. Auch andere Faktoren, die das vertrauensvolle Einverständnis zwischen Mediziner und Patient beeinträchtigen, können Ausschlusskriterium sein, da Hypnose in erster Linie ein kommunikatives Geschehen ist und die gute Verbindung zwischen beiden Verfahrensgrundlage ist. Ausserdem lässt sich Hypnose nicht bei einer bestehenden Sprachbarriere oder ausgeprägten Intelligenzminderung anwenden. Als ein weiteres Ausschlusskriterium gilt der Umstand, wenn bei körperlichen Schäden eine entsprechende ärztliche Behandlung durch den Patienten abgelehnt wird. Das heisst: Hypnose darf nicht als Ersatz für eine körperliche Behandlung missverstanden werden.

4.2. Hypnose in der Notfallmedizin

Verglichen mit der Normalmedizin ist das Verfahren der Hypnose im Bereich der Präklinik noch relativ unbekannt und entsprechend wenig vorkommend. Allerdings gibt es hier Entwicklungen und Anzeichen dafür, dass sich das momentan und zukünftig verstärkt ändert.

4.2.1. Stand der Dinge

Für den deutschsprachigen Raum ist ein entscheidender Multiplikator das Ausbildungsinstitut für Notfall-Hypnose in Bremen. Es verantwortet Ausbildungen und Öffentlichkeitsarbeit und informiert in einem Bericht im Magazin ,Rettungsdienst' (Held & Kemmler-Kell, 2016) über den Stand der Dinge wie folgt: Die Bergrettung in Österreich setzt Hypnose seit 2011 ein, auch in der Schweiz kommt Hypnose in der Medizin zum Einsatz. Eine Art von Premiere gibt es in Haguenau im französischen Elsass. Über diese Entwicklung berichtet beispielsweise die Tageszeitung ,Die Welt' (23. Juni 2013) wie folgt:

„Schauen Sie mir in die Augen!", fordert ein Sanitäter der Feuerwehr im elsässischen Städtchen Haguenau eine junge Frau auf. „Ihr Bewusstsein lässt los, Ihr Körper entspannt sich", fährt er mit ruhiger, beruhigender Stimme fort.

Der Sanitäter gehört zu rund 120 elsässischen Feuerwehrleuten, die eine Grundausbildung in Hypnose erhalten – eine Premiere in Frankreich. Die Hypnosetechnik sollen sie in traumatischen Notsituationen einsetzen, wenn etwa Menschen in Unfallautos eingeklemmt oder unter Geröll begraben sind oder wenn Asthma-Patienten einen akuten Anfall haben.

„Wir verwenden verbale Methoden, eine bestimmte Gestik, Atemtechniken", erläutert Cécile Colas-Nguyen, Sanitäterin bei der Feuerwehr im Elsass und zuständig für die Hypnose-Ausbildung. Ziel sei es, Schmerzen zu lindern, Ängste abzubauen und Trauma-Opfer zu beruhigen, betont die ausgebildete Hebamme und Hypnotherapeutin. Die Hypnose ersetze aber in keinem Fall die klassische Notfallmedizin.

Für die USA veröffentlichte Kenneth V. Iserson, Chirurg an der Universität von Tucson, Arizona, im Journal of Emergency Medicine einen Übersichtsartikel (Iserson, 2014; Abstract siehe: National Center for Biotechnology Information, 2014). Darin kommt er für die USA zu einem vergleichbaren Ergebnis: Obwohl vieles dafürspreche, werde die Hypnose bislang nur spärlich eingesetzt.

4.2.2. Kurzer Blick in die Geschichte: das Kansas-Experiment von Wright

Eine berühmte Studie zur Hypnose in der Notfallmedizin stammt aus dem letzten Jahrhundert: Im sogenannten Kansas-Experiment des Psychiaters Erik Wright im Jahr 1976 wurden zwei Gruppen von amerikanischen Paramedics unterschiedlich instruiert (Bericht in: Jacobs, 1991). Die Testgruppe sollte für ein bestimmtes, ruhiges, konzentriertes Klima rund um den Verletzten sorgen und einen suggestiven, sprachlichen Zugang zum Patienten suchen. Sie sollte sozusagen eine einfache Art der hypnotischen Kommunikation anwenden. Die Kontrollgruppe sollte ausschliesslich wie üblich vorgehen. Dieses Experiment ist gewissermassen ein erster Meilenstein hinsichtlich des Einsatzes von Hypnose in der präklinischen Notfallmedizin. In der Literatur wird bis heute ausgiebig darauf Bezug genommen (siehe beispielsweise Hansen, 2010; Absenger, 2011; Held & Kemmler-Kell, 2016).

Im Einzelnen bekam die Testgruppe der Notfallsanitäter folgende Instruktionen: Der Patient sollte möglichst zügig aus dem Gedränge und vom Unfallort fortgebracht werden. Man sollte in seinem Beisein negatives oder belangloses Gespräch unterlassen. Dem Patienten sollte folgender Text ruhig und konzentriert vorgelesen werden, ganz unabhängig davon, ob der Patient die Augen geöffnet oder geschlossen hatte, also augenscheinlich bei Bewusstsein war oder nicht (Held & Kemmler-Kell, 2016, S. 36):

> Das Schlimmste ist vorbei. Wir bringen Sie jetzt ins Krankenhaus, wo schon alles vorbereitet wird. Ihr Körper kann sich ganz auf seine Selbstheilungskräfte konzentrieren, während Sie sich jetzt ganz geborgen fühlen können. Lassen Sie alle Organe, Ihr Herz, Ihre Blutgefässe, sich selbst in einen Zustand versetzen, der Ihr Überleben und eine rasche Heilung sicherstellt. Bluten Sie gerade so viel, wie nötig ist, um Ihre Wunden zu reinigen, und lassen Sie dann Ihre Gefässe sich von selbst so weit schliessen, dass Ihr Leben gesichert ist. Ihre Körperfunktionen, Ihre Körpertemperatur, alles wird optimal aufrechterhalten, während im Krankenhaus schon alles für Ihre optimale Versorgung hergerichtet wird. Wir bringen Sie so schnell und sicher wie nur möglich dorthin. Sie sind jetzt in Sicherheit. Das Schlimmste ist vorüber.

Das Ergebnis des Experiments beeindruckte nachhaltig: Die ‚hypnotisch behandelten' Patienten hatten eine signifikant höhere Überlebensrate beim Transport in die Klinik, eine schnellere Genesung und einen kürzeren stationären Spitalaufenthalt.

4.3. Besonderheiten der Notfall-Hypnose

Der medizinische Alltag bringt generell einige Besonderheiten mit sich, die in Bezug auf hypnotische Behandlung wichtig sind. Das gilt für das Krankenhaus ebenso wie für die Arztpraxis, und es gilt in erheblichem Masse für den Rettungsdienst. Wesentlich ist: Die Patienten sind in einer Ausnahmesituation und damit häufig in einem emotionalen Ausnahmezustand. In diesem Zusammenhang wird der Begriff der Trance noch einmal interessant.

4.3.1. Problemtrance

Trance ist, wie oben angeführt, ein Bewusstseinszustand, der nicht nur als beabsichtigte Folge hypnotischer Induktion vorkommt, sondern auch im Alltag entstehen kann. Extremsituationen können eine solche ‚natürliche Trance' auslösen; in der Medizin und insbesondere im Rettungsdienst ist man damit nicht selten konfrontiert. Hier ist sie normalerweise durch den Notfall beziehungsweise dessen Begleitumstände induziert und stellt einen „mentalen Ausweg" (Held, 2018, S. 45) aus einer Situation dar, in der der Patient, seine Angehörigen oder andere Beteiligte in einer Art emotionalen Ausnahmezustand sind. Dieser ist geprägt von Angst, Stress, Hilflosigkeit und Schmerzen, vielleicht inmitten eines Unfallereignisses. In diesem Kontext kann der emotionale Ausnahmezustand unterschiedliche Formen annehmen. Rettungskräfte sind im Einsatz nicht selten mit einem von zwei Extremen konfrontiert: Manche Menschen werden in Notfallsituationen extrem ruhig, stoisch oder apathisch, ziehen sich sozusagen innerlich ‚aus der Situation heraus'. Andere reagieren hochemotional bis zum aggressiven Wutanfall oder Nervenzusammenbruch.

Im Grundsatz handelt es sich bei solchen emotionalen Zuständen um psychopathologische Zustände. Sie werden auch als ‚Problemtrance' bezeichnet und sind beispielsweise geprägt durch Empfindungen der Hilflosigkeit, der Ohnmacht, des inneren Abspaltens, der inneren Lähmung oder des Kontrollverlusts. Lenk (2001, S. 96) beschreibt die Erfahrungen von Patienten in dieser Problemtrance wie folgt:

> Umgangssprachlich drücken Klienten das so aus, wenn sie über ihre Probleme reden: sie sind manchmal „ausser sich" oder „stehen neben sich" (Dissoziationsphänomen), sie fühlen sich „ganz klein und hilflos wie früher" (Regressionsphänomen), sie „schlagen unwillkürlich zu", obwohl sie es nicht wollten (ideomotorisches Phänomen), oder sie haben das Gefühl, sie seien „wie erstarrt und können nichts tun" (Katalepsie).

Diese Problemtrance kennzeichnet: Sie leistet all das nicht, worum es der Hypnose im therapeutischen Sinne geht. Sie fördert beispielsweise weder Entspannung noch Beruhigung, sie regt weder die Selbstheilungskräfte des Patienten an noch stärkt sie andere Ressourcen und Potenziale. Vielmehr funktioniert sie in die unerwünschte Gegenrichtung, indem sie beispielsweise Angst, Anspannung, Gefühle des Ausgeliefertseins und Ähnliches verstärken kann. Eine solche Problemtrance ist daher ein zwar unerwünschtes, aber verbreitetes Geschehen. Häufig kommt sie auch im medizinischen Alltag vor, wo „Patienten, sei es beim Zahnarzt, im Krankenhaus, am Unfallort oder vor einer Operation, sich in einer Extremsituation befinden und durch Angst, Stress und Schmerz in eine natürliche Trance gehen" (Hansen, 2010, S. 53).

4.3.2. Negativsuggestionen

Im medizinischen Alltag kommt zur Problemtrance noch ein weiterer Punkt hinzu: die übliche Art der Kommunikation. Wie oben angeführt, besteht ein wichtiger Teil der Hypnose aus sprachlicher Kommunikation in Form von ,Vorschlägen': Dem Patienten werden im Interesse der Anregung und Stärkung seiner Ressourcen und Selbstheilungskräfte positive Suggestionen gegeben: Es werden wünschenswerte Gefühle und Vorstellungen vorgeschlagen. Ist der Patient in einem Trancezustand und in gutem Einverständnis mit dem Behandler, wird er diesen Vorschlägen bereitwillig folgen.

Je intensiver man sich nun mit dem Thema Hypnose beschäftigt, desto mehr fällt einem auf: Der medizinische Alltag ist nicht von positiven, sondern von Negativsuggestionen durchsetzt, beispielsweise von Aussagen zum Patienten wie: „Nicht erschrecken, das gibt jetzt einen Stich", oder zum Kollegen: „Patient mit kritischem C-Problem, instabiles Beckentrauma."

Intensiv hat sich mit dem Thema die Studie ,Negativsuggestionen in der Medizin' (Hansen, 2011) befasst. Sie beschreibt, wie Ärzte und Pflegepersonal unbedacht oder gut gemeint die Patientenkommunikation mit Negativsuggestionen durchziehen. Wenn man Patienten beruhigen will, dann geschieht das oftmals mit Formulierungen wie: „Machen Sie sich keine Sorgen", „Die Schmerzen sind gleich weg", „Sie müssen keine Angst haben" oder „Wahrscheinlich ist es gar kein Herzinfarkt" Was in diesem Fall als Suggestion beim Patienten ankommt, sind vor allem die Worte ,Sorgen', ,Schmerzen', ,Angst' und ,Herzinfarkt'. Aufklärungen im Vorfeld einer medizinischen oder pflegerischen Intervention oder vor einer Operation funktionieren offenbar ähnlich kontraproduktiv. Hinweise wie „Nicht erschrecken, das gibt jetzt einen Stich", „Das tut kaum weh" und „Wir tun alles, um Komplikationen zu vermeiden" steigern offenbar das Angst- und Schmerzempfinden. Auch wenn die Äusserung noch so gut gemeint ist: Was zum Patienten durchdringt, sind die negativ besetzten Worte wie zum Beispiel ,Stich', ,tut weh' und ,Komplikationen'. Hansen (2011) verweist auf vergleichende Studien, in denen die gegensätzlichen Wirkungen von Positiv- und Negativsuggestionen in der medizinischen Kommunikation anhand der visuellen Analogskala (VAS) und anhand bildgebender Verfahren verdeutlicht wurden. Beispielsweise wurde einer von zwei Probandengruppen gesagt (Hansen, 2011, S. 68): „Wir werden Ihnen jetzt eine Lokalanästhesie geben, die den Bereich taub macht, wo wir die Epidural-Spinal-Anästhesie durchführen, damit es für Sie angenehm ist." Der zweiten Gruppe wurde gesagt: „Sie werden jetzt einen Stich und ein Brennen am Rücken spüren, als hätte Sie eine Biene gestochen, das ist der schlimmste Teil der ganzen Prozedur." Das Schmerzempfinden lag beim ersten Text bei einem VAS von 3,1 Punkten und beim zweiten Text bei einem VAS von 5,2 Punkten. Zu vergleichbaren Ergebnissen kamen auch bildgebende Verfahren: Negativsuggestionen steigern offenbar die Erwartungsangst und erhöhen die Schmerzbereitschaft.

Dabei kommen Negativsuggestionen im medizinischen Alltag überall vor. Nicht nur die bewusste Patienteninformation im Vorfeld eines Eingriffs, sondern jede vom Patienten wahrgenommene sprachliche Äusserung kann als Negativsuggestion funktionieren. Wenn Ärzte, Rettungssanitäter oder Pflegekräfte sich miteinander unterhalten, vielleicht Scherze machen oder auch über ein ganz anderes Thema sprechen: Ein Patient in einer Problemtrance neigt dazu, alles Gehörte in problematischer Form auf sich zu beziehen. Er entwickelt oftmals einen negativen ‚Tunnelblick'. Eines von vielen Beispielen in der Studie von Hansen (2011) berichtet zum Beispiel über folgenden Fall: Das medizinische Personal redet über einen Fussballverein und einer sagt zum anderen: „Der packts nicht mehr." Der anwesende Patient bezieht es auf sich beziehungsweise seine Überlebenschancen.

4.3.3. Zusammenfassung

Der Alltag in Krankenhaus, Notfallstation und Rettungsdienst ist in Bezug auf die hypnotische Kommunikation gekennzeichnet von zwei Gegebenheiten: Erstens ist er im Normalfall durchzogen von Negativsuggestionen. Und Zweitens hat man es bei den Patienten zu tun mit Menschen, die sich oftmals in einer Art von natürlicher Trance befinden und deshalb besonders suggestibel sind.

Schliesslich zieht die Fachliteratur daraus folgende Konsequenz (siehe z. B. Hansen, 2011): Der medizinische Alltag erfordert Wachsamkeit in Bezug auf Negativsuggestionen. Es gilt, sie als solche zu identifizieren und zu vermeiden. An ihre Stelle sollten, insbesondere in Anbetracht der erhöhten Suggestibilität der Patienten, hilfreiche Positivsuggestionen treten.

Für den Notfalleinsatz gelten diese Gegebenheiten in signifikantem Ausmass: Notärzte und Rettungssanitäter haben es in der Regel zu tun mit stressvollen Situationen und mit Menschen, die sich plötzlich in einer akuten Notlage befinden, die sie als extrem belastend, ängstigend, schmerzhaft und teilweise lebensbedrohlich wahrnehmen. Der emotionale Ausnahmezustand und damit die erhöhte Suggestibilität sind hier gewissermassen ‚an der Tagesordnung'. Dieser erhöhten Suggestibilität nicht etwa mit den üblichen unbeabsichtigten Negativsuggestionen zu begegnen, sondern sie für hilfreiche hypnotische Kommunikation zu nutzen, bietet sich an.

Das oben beschriebene und sehr erfolgreiche Kansas-Experiment wird in der Literatur wie folgt interpretiert: Die Einsatzkräfte wurden erstens angehalten, die üblichen Unterhaltungen zu unterlassen. Und sie hatten zweitens den Auftrag, dem Patienten stattdessen einen einfachen und ausschliesslich mit Positivsuggestionen durchsetzten Text vorzulesen. Beide Aspekte werden für den signifikanten Erfolg des Experiments verantwortlich gemacht (Hansen, 2010, S. 53):

> Dieser eigentlich recht unscheinbare Text enthält eine Reihe positiver Suggestionen und hat wahrscheinlich ausserdem, so mutmassten die Autoren, die Ersthelfer von unbedachten Reden und Negativsuggestionen abgehalten. Die Studie zeigt eindrucksvoll, welche klinisch relevanten Effekte einfache Positivsuggestionen und die Vermeidung von Negativsuggestionen haben können. Ein Grund dafür ist, dass Suggestionen in einer solchen Notfallsituation besonders stark wirksam sind.

4.4. Notfall-Hypnose: Einsatzmöglichkeiten und Grenzen

Wenn heute in der Fachliteratur von ‚Notfall-Hypnose' die Rede ist, ist damit meist die oben beschriebene ‚hypnotische Kommunikation' im Rettungseinsatz gemeint. Diese unterscheidet sich von der in Medizin und Psychotherapie angewandten klinischen Hypnose dadurch, dass sie nicht im selben Ausmass im Ablauf standardisiert, formalisiert und zeitlich fixiert ist. Die klinisch angewandte Hypnose folgt im Grundsatz einem ‚Standardskript' und dauert im Schnitt zwischen 20 und 50 Minuten. Die Notfall-Hypnose folgt keinem solchen ‚Standardskript'. Sie umfasst als Grundelemente die Sorge für einen guten Kontakt zum Patienten, das Unterlassen negativer Suggestionen, das Geben positiver Suggestionen sowie die Fokussierung und Fixierung der Aufmerksamkeit des Patienten, oftmals verbunden mit der Anleitung zu bestimmten Atemtechniken und Ähnlichem.

Die so verstandene Notfall-Hypnose wird zunehmend als Instrument mit vielfältigen Einsatzmöglichkeiten gesehen. Dazu zählen Beruhigung, psychische Stabilisierung, Normalisierung der Vitalwerte, Behandlung von Atemstörungen (wie etwa Hyperventilation oder Atemnot infolge von COPD oder Asthma) sowie Schmerzlinderung. Es sind Einsatzmöglichkeiten, die in der Praxis häufig zusammenhängen: Panik oder Angst, beispielsweise Erstickungsangst, sind oftmals Begleiter einer Atemnot. Und vielfach schaffen beruhigende oder schmerzlindernde Anwendungen der Notfall-Hypnose erst die Basis für weitere medizinische Interventionen. Berichtet wird diesbezüglich insbesondere von der Analgesie als hochinteressantem Einsatzbereich (Held & Kemmler-Kell, 2016, S. 38):

> Durch hypnotische Techniken am Einsatzort lässt sich eine gute Schmerzlinderung erreichen. Selbst eine aufwendige technische Rettung über längere Zeit ist in alleiniger Notfall-Hypnose möglich, zudem sind Repositionen von Gelenken und Frakturen möglich und natürlich eine allgemeine Schmerzlinderung.

Grundlage dieses Instruments ist, wie bereits erwähnt, die einvernehmliche Patientenkommunikation in Form sprachlicher Verständigung. Limitiert sind die Möglichkeiten entsprechend dort, wo diese Kommunikation seitens des Patienten nicht gewollt oder nicht möglich ist. Das kann verschiedenste Ursachen haben (Held, 2018): akute Psychose oder Borderlinesyndrom, substanzinduzierter Realitätsverlust oder auch schlicht und einfach Sprachbarrieren.

5. Zusammenfassung, Diskussion und Transfer

5.1. Zusammenfassung und Konkretisierung der Erkenntnisse am Fallbeispiel

Wie sind nun meine konkreten Erfahrungen mit der Anwendung der ‚hypnotische Kommunikation' in der notfallmedizinischen Berufspraxis?

Aufmerksam wurde ich auf dieses Thema durch den eingangs vorgestellten Einsatz. Nachdem ich mich in der Folge intensiver damit beschäftigt hatte, ist mir retrospektiv klar: Es handelt sich dabei um einen Einsatz, der in gewisser Hinsicht prädestiniert ist für die Anwendung der Notfall-Hypnose.

Das beginnt mit der Indikation: akute massive Dyspnoe bei bekannter COPD, Vitalwerte ausserhalb des Normbereichs: Herzfrequenz, Blutdruck und Atemfrequenz erhöht, Sauerstoffsättigung jedoch zu niedrig. Der Patient erschöpft sich zunehmend, ihm muss zeitnah effektiv geholfen werden.

Die vom Team gestellte Arbeitsdiagnose lautet ‚infektexacerbierte COPD'. Die eingeleiteten Massnahmen sind Routine: Sauerstoffgabe, intravenöser Zugang, medikamentöse Therapie nach entsprechenden Algorithmen. Erreicht wird eine Stabilisierung des Zustands. Das wünschenswerte Ergebnis der deutlichen Besserung bleibt jedoch auch nach erweiterter notärztlicher Therapie aus. Eine NIV-Beatmung wäre wahrscheinlich nicht möglich durch die Ängstlichkeit des Patienten, eine Narkose mit endotrachealer Intubation birgt bekanntlich Risiken.

Es ist eine Situation, die mir später im Rahmen meiner Recherchen als charakteristisch für die Indikation der ‚Notfall-Hypnose' in der Fachliteratur begegnen wird (Held, 2018): Patient mit ausgeprägter Atemnot und Zyanose, Verdacht auf exacerbierte COPD, kaum Besserung durch Sauerstoffgabe und medikamentöse Therapie. In einer Situation wie dieser bietet sich der ergänzende Einsatz der Notfall-Hypnose an.

In dem von mir vorgestellten Fall beginnt der Notarzt mit dem als grundlegend geltenden Schritt der Einleitung einer hypnotischen Kommunikation: Er fragt den Patienten nach seinem Einverständnis und stellt so den Rapport her. Ausserdem fragt er das gesamte Team nach seinem Einverständnis. Damit stellt er sicher, dass tatsächlich alle hinter ihm stehen und niemand beispielsweise durch unbeabsichtigte Äusserungen die Hypnose stört oder beeinträchtigt.

Die im Fallbeispiel auf die initiale Verständigung folgende konkrete Hypnosetechnik setzt sich zusammen aus der Fokussierung und Fixierung der Aufmerksamkeit auf einen ins Blickfeld gehaltenen Gegenstand, in diesem Fall einen Kugelschreiber, in Verbindung mit der konzentrierten Atmung und der positiven Suggestion, sich einen schönen Tag am Strand mit frischem Wind vorzustellen. Das Entscheidende dabei ist: Es gelingt dem Patienten nun, was ihm vorher nicht gelang: Die hypnotische Kommunikation führt ihn zu richtiger Atmung, was wiederum weitere hilfreiche psycho-physiologische Prozesse auslöst und eine Art von ‚Aufwärtsspirale' in Gang zu setzen scheint: Angst und Erschöpfung werden weniger, die Vitalwerte normalisieren sich. Schliesslich kann auf komplikationsträchtige oder invasive Massnahmen verzichtet werden.

5.2. Diskussion der Ergebnisse und Transfer in meinen Alltag in der Notfallmedizin

Die Zielsetzung dieser Arbeit war, wie eingangs aufgezeigt, zweigleisig: Die Fragestellungen zielten a) auf den Gewinn theoretischer Kenntnisse zum Themenkomplex Hypnose und b) auf deren Bezug auf den konkreten Notarzteinsatz. Ich möchte diese beiden Fragen nun abschliessend im Zusammenhang beantworten.

Das gewonnene Hintergrundwissen und seine Übertragbarkeit auf meinen beruflichen Alltag erstreckt sich auf verschiedene Bereiche:

Generell hat mir die Auseinandersetzung mit dem Thema der therapeutischen und klinischen Hypnose in der Medizin die Augen geöffnet für die Vielschichtigkeit und Mehrdimensionalität medizinischer und psychologischer Sachverhalte, Zusammenhänge und Handlungsmöglichkeiten.

Beeindruckt hat mich im Zuge der Recherchen die hohe Relevanz von sprachlicher Kommunikation, und zwar eben nicht nur der bewussten, beabsichtigten Patientenkommunikation, sondern auch der nebenbei geführten Gespräche im Team. Sehr wichtig fand ich dabei die Feststellung: Einiges, was im medizinischen Alltag sehr bewusst und mit bester Absicht im Patientenkontakt kommuniziert wird, ist in dieser Form offenbar wenig hilfreich. Die gewohnte und gut gemeinte Aussage „Nicht erschrecken, das gibt jetzt einen Stich" beispielsweise erhöht die Schmerzbereitschaft und aktiviert Schmerzzentren. Hier ist offenbar ein Umdenken und auch ein Anpassen der Gewohnheiten angesagt.

Meine Recherchen haben mich bekannt gemacht mit einer Vielzahl an Alternativen zum bisher Gewohnten. Positive Suggestionen zu geben, ist weder schwierig noch fordert es viel Zeit.

Dies scheint mir eine wichtige Erkenntnis. Hypnose ist ein einfaches Instrument, das mit sehr wenig auskommt. Oder anders ausgedrückt: Sie arbeitet mit dem, was gerade da ist. Das macht sie besonders für den Rettungsdienst interessant. Für diesen Aspekt steht unter anderem der Begriff der Utilisation, der Nutzung beziehungsweise Nutzbarmachung des Vorhandenen. Dieses fundamentale hypnotheoretische Prinzip beschreibt ausserdem eine entscheidende Grundhaltung: Es geht darum, sich dem Patienten und seinem Erleben zuzuwenden und ihm wertschätzend Zugänge zu seinen eigenen Ressourcen aufzuzeigen. So entstehen gewissermassen ‚Aufwärtsspiralen'. Revenstorf (2006, S. 33) bezeichnet dieses Potenzial, wie oben angeführt, als „psycho-physiologische Flexibilität." Solche ‚Aufwärtsspiralen' können sich beispielsweise, wie die Literaturrecherche und die konkrete Einsatzerfahrung zeigen, von richtiger Atmung über Angstlinderung und Entspannung bis zur Normalisierung von Vitalwerten und gegebenenfalls weiter bis zur Stärkung des Immunsystems erstrecken. Im Endeffekt gilt, die Erfahrungen, die ein Patient in einer bestimmten Situation und Verfassung macht, und die Fähigkeiten und Eigenschaften, die er zeigt, wertschätzend als seine Ressourcen zu begreifen und in diesem Sinne suggestiv zu seinem Besten zu nutzen. Zwingend notwendig ist hierfür vor allem die von Vertrauen und Übereinstimmung getragene Verbindung zwischen Behandelndem und Patient. Der theoretische Begriff dafür lautet Rapport.

Spannend und für meinen beruflichen Alltag relevant fand ich die Einblicke in die Alltagstrance und die sogenannte Problemtrance: den negativen Tunnelblick. Was ich in diesen Punkten an Hintergrundwissen erworben habe, wird mir helfen, Menschen generell mit mehr Verständnis und Einfühlungsvermögen zu begegnen.

Hypnose ist, auch das hat diese Arbeit dargestellt, kein ‚Allheilmittel'. Sie ist ein ergänzendes Mittel mit bestimmten Indikationen und Kontraindikationen. Deutlich wird auch: Das im Zuge der Beschäftigung mit Hypnose erworbene und für die Arbeit mit ihr wichtige theoretische Grundwissen ist weit über diesen engen Anwendungsbereich hinaus hilfreich. Konkretes Anwendungswissen für die Praxis werde ich mir im Weiteren in einem Kurs am Ausbildungsinstitut für Notfall-Hypnose in Bremen aneignen.

6. Literatur

Absenger C. (2011). Hypnose in der Anästhesie. Diplomarbeit. Medizinische Universität Graz. Abgerufen am 15. Dezember 2018 von https://online.medunigraz.at/mug_online/

Benaguid, G., & Schramm, S. (2016). Hypnotherapie. Paderborn: Junfermann

Bongartz, W., & Bongartz, B. (1998). Hypnosetherapie. Göttingen: Hogrefe

Die Welt (23. Juni 2013). Feuerwehrleute sollen Hypnose gegen Panik einsetzen. Abgerufen am 15. Dezember 2018 von https://www.welt.de/gesundheit/article117342555/Feuerwehrleute-sollen-Hypnose-gegen-Panik-einsetzen.html

Dilling, H., Mombour, W., Schmidt, M. H., Schulte-Markwort, E., & Remschmidt, H. (2015). Internationale Klassifikation psychischer Störungen: ICD-10 Kapitel V (F) klinisch-diagnostische Leitlinien, 10. Auflage, unter Berücksichtigung der Änderungen entsprechend ICD-10-GM 2015. Bern: Hogrefe

Erickson, M. H., & Rossi, E. (2001). Hypnotherapie. Aufbau, Beispiele, Forschungen. München: Pfeiffer

Grindler, J., & Bandler, R. (1984). Therapie in Trance. Neurolinguistisches Programmieren (NLP) und die Struktur hypnotischer Kommunikation. Stuttgart: Klett-Cotta

Häuser, W., Hagl, M., Schmierer, A., & Hansen, E. (2016). Wirksamkeit, Sicherheit und Anwendungsmöglichkeiten medizinischer Hypnose. Deutsches Ärzteblatt International, 113(17), S. 289-296

Hansen, E. (2010). Hypnotische Kommunikation. Eine Bereicherung im Umgang mit Patienten. Hypnose. Zeitschrift für Hypnose und Hypnotherapie, 5, S. 51-67

Hansen, E. (2011). Negativsuggestionen in der Medizin. Zeitschrift für Hypnose und Hypnotherapie, 6 (1+2), S. 61-81

Held, A. (2018). Hypnose. Eine neue Technik für Rettungskräfte. Rettungs-Magazin Mai/Juni 2018, S. 44-48

Held, A., & Kemmler-Kell, T. (2016). Notfall-Hypnose. Ein neues rettungsdienstliches Verfahren in Deutschland. Rettungsdienst, 39(6), S. 36-38.

Iserson, K. (2014). An Hypnotic Suggestion. Review of Hypnosis for Clinical Emergency Care. The Journal of Emergency Medicine 46(4), S. 588-596

Jacobs, D. T. (1991). Patient communication for first responders and EMS personnel. Englewood Cliffs: Brady

Kossak, H.-C. (2013). Hypnose: Lehrbuch für Psychotherapeuten und Ärzte. Mit Online-Materialien (5. Aufl.) Weinheim: Beltz

Lenk, W. (2001). Problemtrance – Lösungstrance. In D. Revenstorf, & B. Peter (Hrsg.), Hypnose in Psychotherapie, Psychosomatik und Medizin (S. 96-100). Berlin, Heidelberg: Springer

National Center for Biotechnology Information (2014). Abstract: An hypnotic suggestion: review of hypnosis for clinical emergency care. U.S. National Library of Medicine. Abgerufen am 15. Dezember 2018 von https://www.ncbi.nlm.nih.gov/pubmed/24472351

Peter, B., & Revenstorf, D. (2018). Vorwort. In B. Peter, & D. Revenstorf (Hrsg.), Hypnotherapie. Psychotherapie kompakt (S. 9-10). Stuttgart: W. Kohlhammer

Peter, B., & Revenstorf, D. (Hrsg.). (2018). Hypnotherapie. Psychotherapie kompakt. Stuttgart: W. Kohlhammer

Revenstorf, D. (2006). Expertise zur Beurteilung der wissenschaftlichen Evidenz des Psychotherapieverfahrens Hypnotherapie entsprechend den Kriterien des Wissenschaftlichen Beirats Psychotherapie. Zeitschrift für Hypnose und Hypnotherapie, 1 (1+2), S. 7-175

Revenstorf, D., & Peter, B. (Hrsg.). (2001). Hypnose in Psychotherapie, Psychosomatik und Medizin. Berlin, Heidelberg: Springer

Svoboda, T. (1984). Das Hypnosebuch. München: Kösel

BEI GRIN MACHT SICH IHR WISSEN BEZAHLT

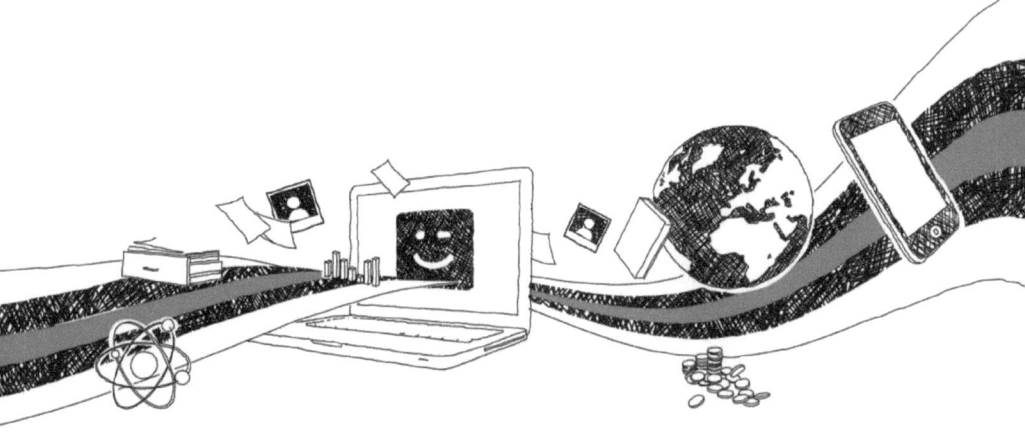

- Wir veröffentlichen Ihre Hausarbeit,
  Bachelor- und Masterarbeit

- Ihr eigenes eBook und Buch -
  weltweit in allen wichtigen Shops

- Verdienen Sie an jedem Verkauf

Jetzt bei www.GRIN.com hochladen
und kostenlos publizieren

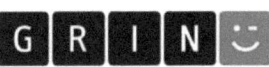